Asmaa F. Aboul Naser
Manal A. Hamed

Diabetes mellitus: Complicações e tratamento

Asmaa F. Aboul Naser
Manal A. Hamed

Diabetes mellitus: Complicações e tratamento

ScienciaScripts

Cover image: www.ingimage.com

This book is a translation from the original published under ISBN 978-3-659-32577-9.

Publisher:
Sciencia Scripts
is a trademark of
Dodo Books Indian Ocean Ltd. and OmniScriptum S.R.L publishing group

120 High Road, East Finchley, London, N2 9ED, United Kingdom
Str. Armeneasca 28/1, office 1, Chisinau MD-2012, Republic of Moldova, Europe
Managing Directors: Ieva Konstantinova, Victoria Ursu
info@omniscriptum.com

Printed at: see last page
ISBN: 978-620-8-53208-6

Diabetes mellitus: Complicações e tratamento.

Asmaa F. Aboul Naser, Manal A. Hamed*
Departamento de Química Terapêutica, Centro Nacional de Investigação, Dokki, Giza, Egito.

* manal_hamed@yahoo.com

Conteúdo

INTRODUÇÃO

A diabetes mellitus (DM) é um grupo de doenças metabólicas caracterizadas por hiperglicemia que resulta de um defeito na secreção de insulina, na ação da insulina ou em ambas. Esta perturbação na insulina causa um metabolismo anormal dos hidratos de carbono, proteínas e gorduras[1,2].

Vários processos patogénicos estão envolvidos no desenvolvimento da diabetes[3]. Os processos patogénicos vão desde a destruição autoimune das células β do pâncreas, com a consequente deficiência de insulina, até às anomalias que levam à resistência à ação da insulina[4]. A ação deficiente da insulina resulta de uma secreção inadequada de insulina e/ou de respostas diminuídas dos tecidos à insulina em um ou mais pontos das complexas vias de ação hormonal. O comprometimento da secreção de insulina e os defeitos na ação da insulina coexistem frequentemente no mesmo doente, e muitas vezes não é claro qual a anomalia que é a causa primária da hiperglicemia[5, 6]

As células β são responsáveis pela biossíntese e libertação de insulina em resposta a níveis elevados de glicose, aminoácidos e ácidos gordos saturados no plasma[7]. Neste ambiente de excesso de glicose extracelular, as proteínas transportadoras da membrana plasmática das células β, GLUT1 e GLUT2, transportam ativamente moléculas de glicose livre para o interior da célula, onde a glicólise pode ser iniciada. O metabolismo intracelular da glicose através da glicólise e o posterior metabolismo do piruvato *através do* ciclo do ácido tricarboxílico (TCA) a jusante conduzem a um aumento da forma reduzida do nicotinamida adenina dinucleótido (NADH,H+), da forma reduzida do flavina adenina dinucleótido (FADH2) e, em última análise, dos níveis de ATP[8]. O aumento da relação entre o trifosfato de adenosina intracelular e o fosfato de adenosina dinucleótido (ATP: ADP) fecha os canais K^+ sensíveis ao ATP ligados à membrana, permitindo a entrada de (Na^+), o que resulta na despolarização da membrana plasmática e na subsequente abertura dos canais $Ca2^+$ activados por voltagem ligados à membrana. Consequentemente, promove-se um rápido influxo de iões de cálcio, provocando a exocitose de insulina através da fusão das vesículas que contêm insulina (Fig.1) [9, 10].

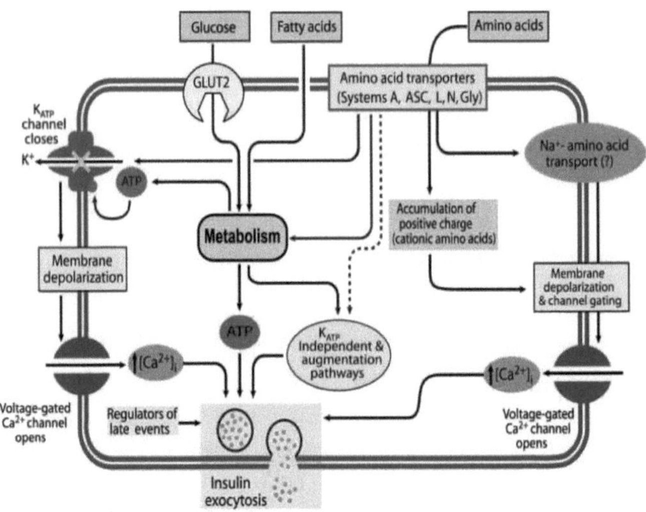

Fig.1:. Mecanismos de secreção de insulina estimulados por nutrientes e aminoácidos[11].

A tolerância à glucose diminuída (IGT) e a glucose de jejum diminuída (IFG) são úteis no reconhecimento de um grupo intermédio de doentes cujos níveis de glucose, embora não satisfaçam os critérios para a diabetes, são, no entanto, demasiado elevados para serem considerados normais. Este grupo é definido como tendo níveis de glucose plasmática em jejum (FPG) ≥100 mg/dl mas <126 mg/dl ou valores de 2 horas no teste oral de tolerância à glucose (OGTT) de ≥140 mg/dl mas <200 mg/dl[5]. Assim, as categorias de valores de FPG são as seguintes:

- FPG <100 mg/dl = glucose normal em jejum.
- FPG 100-125 mg/dl = IFG (glicemia de jejum alterada).
- FPG ≥126 mg/dl = diagnóstico provisório de diabetes.

Os doentes com IFG e/ou IGT são atualmente referidos como tendo "pré-diabetes", o que indica o risco relativamente elevado de desenvolvimento futuro de diabetes nestes doentes. O IFG e o IGT estão associados à síndrome metabólica, que inclui obesidade (especialmente obesidade abdominal ou visceral), dislipidemia com triglicéridos elevados e/ou baixo teor de HDL, bem como hipertensão[12-14].

1. Tipos de diabetes

1.1. Diabetes mellitus tipo 1 (T1DM)

A DM1 também era designada por diabetes mellitus insulino-dependente (DMID) ou diabetes infantil ou juvenil. A DM1 está presente em doentes com pouca ou nenhuma capacidade endógena de secreção de insulina e que, por isso, necessitam de insulinoterapia. As duas principais formas de diabetes tipo 1 clínica são o tipo 1a (cerca de 90% da DMT1), que se pensa dever-se à destruição imunológica das células β pancreáticas, resultando em deficiência de insulina, e o tipo 1b (idiopática, cerca de 10% da DMT1), em que não há evidência de autoimunidade[5,15, 16].

A DMID pode ser originada por factores imunológicos. Esta forma de diabetes é responsável por cerca de 5-10% da suscetibilidade à DM1 e resulta de uma destruição autoimune mediada por células das células β do pâncreas. Os marcadores da destruição imunitária das células β incluem auto-anticorpos das células dos ilhéus, auto-anticorpos para a insulina, auto-anticorpos para a descarboxilase do ácido glutâmico (GAD65) e auto-anticorpos para as tirosina fosfatases IA-2 e IA-2β. Normalmente, mais do que um destes auto-anticorpos está presente em 85-90% dos indivíduos quando a hiperglicemia em jejum é inicialmente detectada. Foi demonstrado que crianças pequenas com menos de 5 anos de idade aquando do diagnóstico têm quase 100% de auto-anticorpos contra a insulina[5].

Os factores genéticos são responsáveis por um terço da suscetibilidade à DM1 e desempenham um papel mais importante na etiologia da DM1 em crianças diagnosticadas com menos de 5 anos de idade. Foram encontrados vários loci genéticos que predispõem à DM1. Vários destes loci estão localizados na região do complexo principal de histocompatibilidade no braço curto do cromossoma 6, que contém os genes que regulam a resposta imunitária[17].

Os factores ambientais também causam um rápido aumento da incidência de DM1. A DM1 em populações geneticamente estáveis implica um papel importante para as rs. A interação com o ambiente parece mais provável de começar antes ou pouco depois do nascimento. Uma vez que os auto-anticorpos dirigidos contra os constituintes das células β e preditivos de diabetes futura aparecem tipicamente nos primeiros meses ou anos de vida. As influências pré-natais são sugeridas pela observação de que os bebés com maior peso à nascença e os de mães mais velhas têm um risco ligeiramente superior de diabetes. Por outro lado, os principais candidatos ambientais pós-natais incluem a exposição a enterovírus, a alimentação precoce, os níveis de vitamina D e as vacinas de rotina. Foram propostos outros factores mais gerais. Estes incluem a falta de estimulação imunitária devido a um ambiente sem antigénios (a hipótese da higiene) ou a sobrenutrição na infância que resulta numa maior resistência à insulina (a hipótese do acelerador)[18, 19].

1.2. Diabetes mellitus tipo 2 (T2DM)

A DMT2 é também designada por diabetes de início na idade adulta ou diabetes mellitus não insulino-dependente (DMNID). Caracteriza-se por uma diminuição da secreção de insulina, resistência à insulina e ausência de anticorpos contra as células dos ilhéus[5,15,16]

Vale ressaltar que o comprometimento das ações da insulina é conhecido como resistência à insulina, e se apresenta como uma supressão ou retardo nas respostas metabólicas do músculo, fígado e tecido adiposo à ação da insulina. Esta falha está localizada nas vias de sinalização realizadas após a ligação da insulina ao seu recetor específico [20, 21]. Além disso, foi referido que, na resistência crónica à insulina, as β não conseguem segregar insulina suficiente em resposta à procura metabólica. Nestas condições, ocorre uma diabetes franca de tipo 2. Esta falha nas células β pode dever-se a uma disfunção secretora adquirida e/ou a uma diminuição da massa das células beta [22]. Curiosamente, todos os doentes diabéticos do tipo 2 têm algum defeito na capacidade das células β para produzir ou segregar insulina[23].

O risco de desenvolver esta forma de diabetes aumenta com a idade, a obesidade, a história familiar e a falta de atividade física. Por outro lado, ocorre mais frequentemente em mulheres com diabetes mellitus gestacional (DMG) prévia e em indivíduos com hipertensão e dislipidemia (Fig. 2) [24].

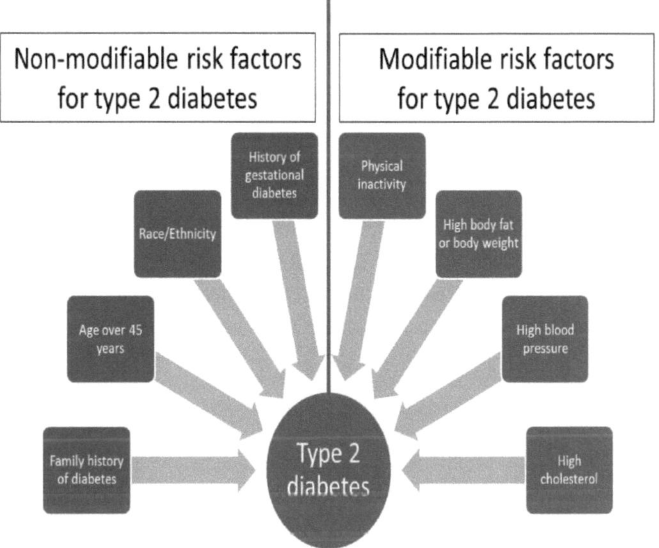

Fig.2: O diagrama representa a etiologia da diabetes mellitus tipo 2.
.(www.apollosugar.com/all-about-diabetes/types-of-diabetes/type-2-diabetes/causes)

1.3.Diabetes mellitus gestacional (GDM)

A diabetes gestacional é uma forma de diabetes que ocorre apenas durante a gravidez. Afecta cerca de quatro por cento de todas as gravidezes, no entanto, os seus sintomas desaparecem geralmente no prazo de seis semanas após o parto. A diabetes gestacional ocorre mais frequentemente em mulheres com história familiar de DMT2 e coloca as mulheres em maior risco de desenvolver DMT2 mais tarde na vida [24,25].

1.4. Outros tipos específicos de DM

Diabetes causada por outras etiologias identificáveis, como defeitos monogenéticos da função das células beta (por exemplo, Maturity-onset diabetes of the young (**MODY**) 1, 2, 3), que se caracteriza por uma secreção deficiente de insulina com defeitos mínimos ou inexistentes na ação da insulina[5]. Estes tipos incluem:

i. Tipo genético associado a um defeito na ação da insulina

ii. Doenças do pâncreas exócrino (por exemplo, cancro do pâncreas, fibrose quística, pancreatite)

iii. Endocrinopatias: Várias hormonas (por exemplo, a hormona do crescimento, o cortisol, o glucagon e a epinefrina) antagonizam a ação da insulina. Quantidades excessivas destas hormonas (por exemplo, acromegalia, síndrome de Cushing, glucagonoma, feocromocitoma, respetivamente) podem causar

iv. Induzido por drogas ou produtos químicos (por exemplo, esteróides)

v. Infeção (por exemplo, rubéola, coxsackie, citomegalovírus (CMV

vi. Formas pouco frequentes de diabetes relacionadas com o sistema imunitário [5, 24].

2. Sintomas da diabetes

Os sintomas de DM acentuada incluem poliúria, sede invulgar, perda de peso, por vezes com polifagia, e visão turva, bem como formigueiro nas mãos e nos pés. A figura 3 mostra a diminuição do crescimento e a suscetibilidade a determinadas infecções [26, 27].

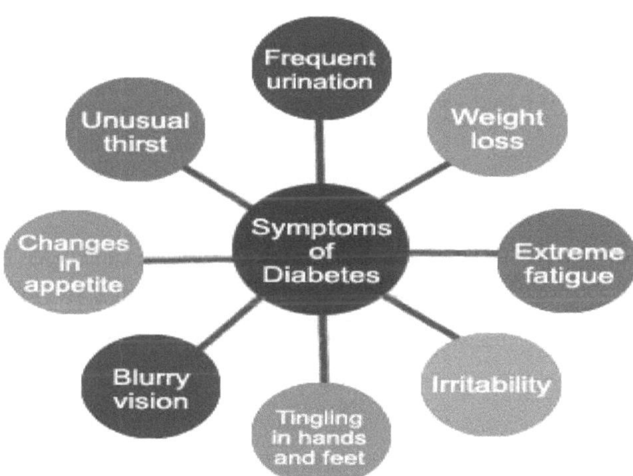

Fig. 3: Diagrama com os sintomas da diabetes.
(www.uhs.uga.edu/nutrition/diabetes.html).

3. Complicações da diabetes

1.4. Complicações agudas

A cetoacidose diabética (CAD) é uma complicação aguda e perigosa que constitui sempre uma emergência médica. A falta de insulina faz com que o fígado transforme a gordura em corpos cetónicos, um combustível utilizado principalmente pelo cérebro. Os níveis elevados de corpos cetónicos no sangue diminuem o pH do sangue. A cetoacidose pode tornar-se suficientemente grave para causar hipotensão, choque, coma e morte [28].

1.5. Complicações crónicas

A diabetes está associada a complicações macrovasculares que aumentam o risco de doença vascular aterosclerótica. A aterosclerose ocorre como resultado de inflamação crónica e lesão da parede arterial no sistema vascular periférico ou coronário. Estes danos provocam a acumulação de lípidos oxidados provenientes de partículas de lipoproteínas de baixa densidade (LDL) na parede endotelial das artérias, cuja rutura conduz a um enfarte vascular agudo. Além disso, ocorre também a adesão plaquetária e a hipercoagulabilidade [29].

A DM também está associada a complicações microvasculares (Fig. 4) que afectam a microcirculação do olho (retinopatia), do rim (nefropatia), do fígado (hepatopatia), dos nervos (neuropatia) e do cristalino (catarata) [29, 30].

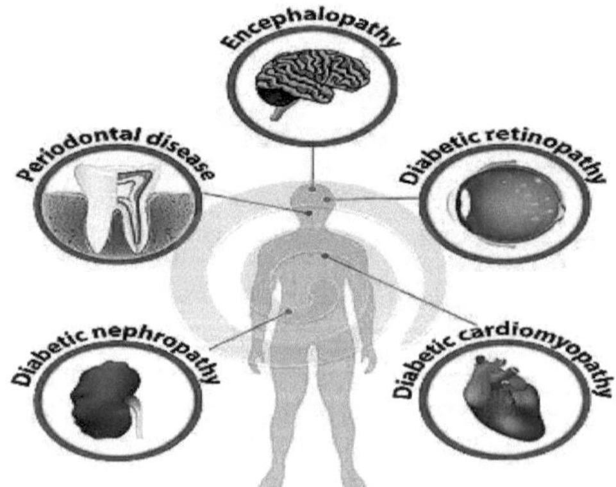

Fig. 4. Complicações da diabetes.

(www.dreamstime.com/stock-illustration-diabetes-mellitus-long-term-complications-type-affected-organs-untreated-can-cause-many-serious-include-image45346286).

1.6.Retinopatia diabética

A principal complicação ocular resultante da diabetes é a chamada retinopatia diabética. A retinopatia diabética aparece na maioria dos doentes após 10 a 15 anos do início da diabetes. A retinopatia de fundo é apresentada por pequenas hemorragias nas camadas médias da retina, que aparecem como "pontos". A deposição de lípidos ocorre nas margens da hemorragia e podem aparecer microaneurismas (pequenas dilatações vasculares) e edema. A retinopatia proliferativa ocorre quando novos vasos sanguíneos na superfície da retina causam hemorragia vítrea e, eventualmente, cegueira. Como as células da retina contêm grandes quantidades de aldose redutase, têm grande suscetibilidade para aumentar a via do poliol na presença de excesso de glucose, com diminuição concomitante de NADPH [31,32]. O sorbitol produzido neste processo aumenta o stress osmótico, que tem sido associado à formação de microaneurismas, ao espessamento das membranas basais e à perda de pericitos [29].

Nefropatia diabética

A lesão renal resultante da diabetes é designada por nefropatia diabética. Esta complicação provoca a espessura da membrana basal glomerular,
formação de microaneurismas e formação de nódulos mesangiais, que se reflectem em proteinúria e, no final, em insuficiência renal [33-35]. Os mecanismos de lesão envolvem também o aumento da via dos polióis e a formação de produtos finais de glicação avançada (AGE). Está provado que a ligação dos AGE aos seus receptores também desempenha um papel na lesão renal, na fibrose e na inflamação associadas à nefropatia diabética. Estas acções dos AGE também potenciam o stress oxidativo, ao mesmo tempo que sinergizam com a ativação do sistema renina-angiotensina, o que conduz a um ciclo vicioso que causa insuficiência renal [36].

Curiosamente, a interação entre uma perturbação do metabolismo da glicose e a lesão renal parece ser bidirecional; os indivíduos com microalbuminúria correm um risco acrescido de desenvolver diabetes[37]. Outros aspectos dos distúrbios glucometabólicos, para além da diabetes, foram também sugeridos como sendo importantes para o desenvolvimento de lesões renais. Em particular, foi demonstrado que a resistência à insulina está intimamente associada aos dois principais índices de lesão e disfunção renal utilizados na prática clínica, a taxa de filtração glomerular (TFG) e a relação albumina/creatinina urinária (ACR), mesmo antes do desenvolvimento da diabetes[38]. Tanto a TFG como a ACR têm limitações como biomarcadores, uma vez que ambas reflectem principalmente um processo de doença subjacente que já está bem estabelecido [39]. A fim de identificar melhor os indivíduos com um risco acrescido de doença renal crónica, são necessários biomarcadores que possam detetar sinais precoces de lesão renal. Um estudo recente relatou níveis elevados de kin injury molecule-1 (KIM-1) em doentes com diabetes com normo-albuminúria[40], indicando que a lesão tubular renal pode estar envolvida nas fases iniciais do desenvolvimento da nefropatia diabética.

3.5. Lesões nervosas

As lesões nervosas resultantes da diabetes são designadas por neuropatia diabética, que é definida como a presença de sintomas e/ou sinais de disfunção dos nervos periféricos em doentes diabéticos após exclusão de outras causas. A neuropatia periférica na diabetes pode manifestar-se de várias formas diferentes, incluindo neuropatias sensoriais, focais/multifocais e autonómicas. Os mecanismos de lesão nervosa estão também relacionados com a via do poliol, a formação de AGE e os próprios ROS [29].

3.6. Defeito da via dos polióis

Na figura 5, a via do poliol é uma via metabólica de dois passos em que a glucose é reduzida a sorbitol pela enzima aldose redutase, que é depois convertida em frutose pela enzima sorbitol desidrogenase. O aumento dos níveis de sorbitol nas células induz um aumento do stress osmótico e uma diminuição da atividade da ATPase. Complicações da diabetes relacionadas com o fluxo da via do poliol. Verifica-se que o fluxo da via do poliol está associado a um aumento do stress oxidativo e dos AGEs. O aumento do fluxo da via do poliol é observado numa fase inicial da diabetes e espera-se que o aumento do fluxo da via do poliol seja um ponto de partida para uma anomalia metabólica. Por conseguinte, espera-se que o sorbitol aumentado pelo fluxo da via do poliol seja um biomarcador das complicações diabéticas [41, 42].

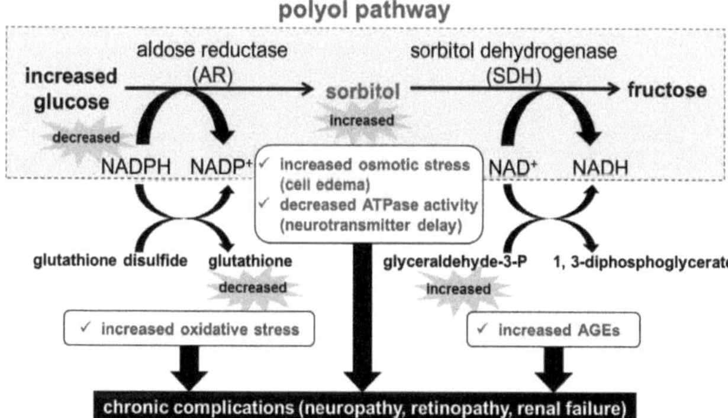

Fig. 5: Mecanismo patogénico das complicações diabéticas causadas por fluxo da via do poliol [42].

3.7. diabética

A cardiomiopatia diabética é uma perturbação do músculo cardíaco em pessoas que sofrem de diabetes. Pode levar à incapacidade do coração de fazer circular o sangue pelo corpo de forma eficaz, um estado conhecido como insuficiência cardíaca, com acumulação de líquido nos pulmões (edema pulmonar) ou nas pernas (edema periférico) [43].

3.8. Encefalopatia diabética

O cérebro é um dos maiores e mais complexos órgãos do corpo humano. É constituído por mais de 100 mil milhões de nervos que comunicam através de triliões de ligações chamadas sinapses. Está normalmente próximo dos órgãos sensoriais primários, como os que se ocupam da audição, do equilíbrio, do paladar e do olfato [44].

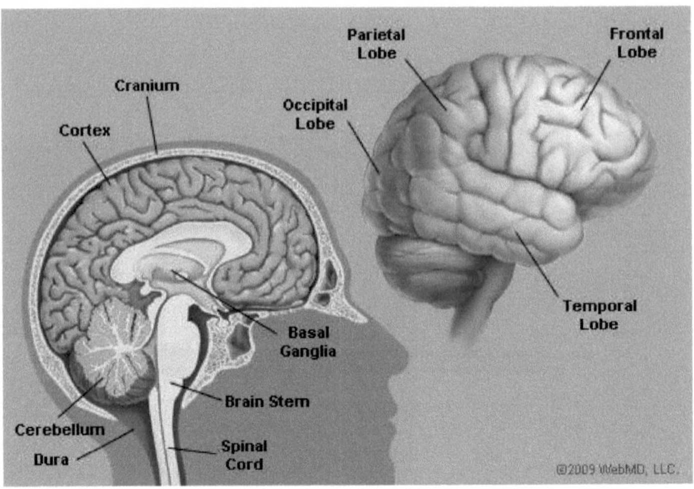

Fig. 6: Vista medial do cérebro (esquerda) e dos seus lóbulos (direita). (www.webmd.com/brain/picture-of-the-brain).

O cérebro é composto por muitas áreas especializadas que trabalham em conjunto: O córtex é a camada mais externa das células cerebrais. O pensamento e os movimentos voluntários começam no córtex. O tronco cerebral situa-se entre a espinal medula e o resto do cérebro. Funções básicas como a respiração e o sono são controladas aqui. Os gânglios basais são um conjunto de estruturas no centro do cérebro. Os gânglios basais coordenam as mensagens entre várias outras áreas do cérebro. O cerebelo situa-se na base e na parte posterior do cérebro. O cerebelo é responsável pela coordenação e pelo equilíbrio. O cérebro está também dividido em vários lobos: O lobo frontal é responsável pela resolução de problemas e pelo julgamento, bem como pela função motora. O lobo parietal gere as sensações, a escrita e a posição do corpo. O lobo temporal está envolvido na memória e na audição. O lobo occipital contém o sistema de pressão visual do cérebro. O cérebro está rodeado por uma camada de tecido chamada meninges. O crânio ajuda a proteger o cérebro de lesões (Fig. 6) [45].

Fisiologicamente, o cérebro exerce um controlo centralizado sobre os outros órgãos do corpo. O cérebro actua sobre o resto do corpo, quer gerando padrões de atividade muscular, quer provocando a secreção de substâncias químicas chamadas hormonas. Este controlo centralizado permite respostas rápidas e coordenadas às alterações do ambiente. Alguns tipos básicos de reação, como os reflexos, podem ser mediados pela medula espinal ou pelos gânglios periféricos. Entretanto, o controlo sofisticado e intencional do comportamento baseado em informações sensoriais complexas requer a capacidade de integração de informações de um cérebro centralizado [46].

A encefalopatia diabética é uma complicação importante da diabetes que afecta o cérebro [47]. O declínio cognitivo associado à diabetes (DACD), o componente central da encefalopatia diabética, tornou-se o foco da investigação neste domínio [48]. A patogénese do défice cognitivo na diabetes é um processo multifatorial [49]. A disfunção cognitiva ou demência é caracterizada pela acumulação de péptidos amiloide-beta (Aβ) no hipocampo, no córtex cerebral e noutras zonas do cérebro relacionadas com a função de memória [50, 51]. Foi detectado um aumento dos níveis de Aβ no sistema nervoso central (SNC) de doentes diabéticos [52, 53]. Além disso, a encefalopatia diabética resulta na doença de Alzheimer (DA), que é uma doença neurodegenerativa caracterizada por uma morte selectiva das células neuronais associada a duas lesões patológicas marcantes: os emaranhados neurofibrilares intracelulares (NFT) e os depósitos amilóides extracelulares sob a forma de placas senis [54]. Assim, a DM acelera a encefalopatia diabética caracterizada por défice cognitivo, anomalias neuroquímicas e estruturais [55].

4. Alguns factores de iniciação da Diabetes

1.7. Stress oxidativo

O stress oxidativo é o desequilíbrio entre a produção de espécies reactivas de oxigénio (ROS) e a capacidade do sistema biológico para desintoxicar rapidamente os intermediários reactivos ou reparar os danos resultantes. A perturbação do estado redox normal dos tecidos pode causar efeitos tóxicos através da produção de peroxidase e de radicais livres que danificam todos os componentes da célula, incluindo as proteínas, os lípidos e o ADN[56]. Sempre que o ambiente interno de uma célula é perturbado por infecções, doenças, toxinas ou desequilíbrios nutricionais, a mitocôndria desvia o fluxo de electrões para fora de si própria, formando espécies reactivas de oxigénio (ROS) e espécies reactivas de azoto (RNS), reduzindo assim o consumo de oxigénio. Esta proteção oxidativa actua como um mecanismo de defesa para diminuir a absorção celular de agentes patogénicos tóxicos ou de substâncias químicas do ambiente, ou para matar a célula por apoptose, evitando assim a propagação às células vizinhas [57]. Por conseguinte, a formação de ROS é uma resposta fisiológica ao stress.

O termo "stress oxidativo" tem sido utilizado para definir um estado em que os ERO atingem níveis excessivos, quer por produção excessiva quer por remoção insuficiente. Sendo moléculas altamente reactivas, a consequência patológica do excesso de ROS é a danificação das proteínas, dos lípidos e do ADN[58, 59]. Em consonância com o papel primário da formação dos ERO, estes danos causados pelo stress oxidativo podem conduzir a disfunções fisiológicas, à morte celular, a patologias como a diabetes, o cancro e o envelhecimento do organismo [57, 60]. Quando se estabelece um estado de stress oxidativo, as capacidades de defesa contra os ERO tornam-se insuficientes. Por conseguinte, as ERO afectam os mecanismos de defesa antioxidante, reduzem a concentração intracelular de glutatião (GSH), diminuem a atividade da superóxido dismutase (SOD) e aumentam o processo de peroxidação lipídica [61]. A Figura 7 ilustra o mecanismo dos antioxidantes no corpo vivo.

A hiperglicemia e a ingestão de ácidos gordos livres estão entre as causas das condições de stress oxidativo [62, 63]. Por conseguinte, não é de surpreender que os indivíduos diabéticos tendam a ter mais ambientes oxidativos nas células e no organismo do que os indivíduos saudáveis, ou seja, um aumento na produção de ROS [64]. Além disso, os doentes diabéticos apresentam uma diminuição das defesas antioxidantes. Os níveis das enzimas antioxidantes são afectados pela diabetes, o que aumenta ainda mais o stress oxidativo [64, 65]. O stress oxidativo tem sido proposto como um participante importante na fisiopatologia das complicações diabéticas. No entanto, no que diz respeito ao início e ao desenvolvimento da diabetes, o stress oxidativo também demonstrou afetar os dois principais mecanismos da diabetes: a resistência à insulina e a secreção de insulina [66].

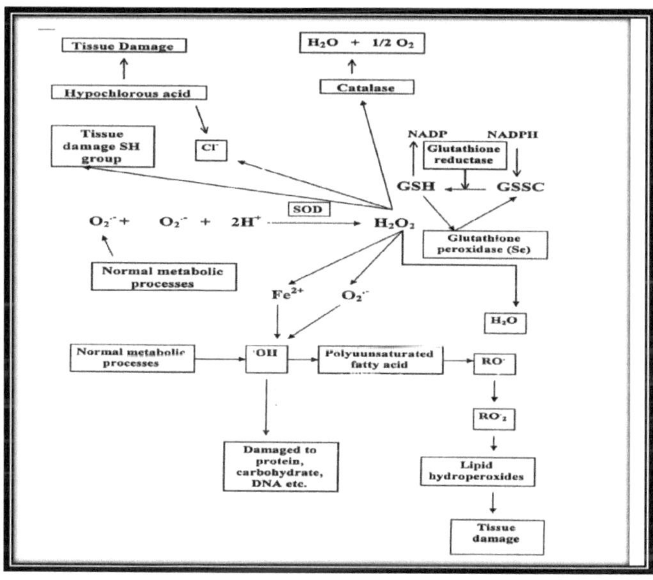

Fig.7: Inter-relações entre radicais livres e antioxidantes [67, 68].

A SOD é considerada como uma linha da frente da defesa contra os radicais livres O_2^- potencialmente citotóxicos que causam danos oxidativos [58]. O superóxido é produzido como um subproduto do metabolismo do oxigénio e, se não for regulado, causa muitos tipos de danos celulares. A superóxido dismutase transforma o O_2^- no peróxido de hidrogénio mais estável (H_2O_2), que por sua vez é convertido enzimaticamente em H_2O pela catalase e pela glutationa peroxidase [69]. Curiosamente, foi referido que a SOD é uma enzima que depende do nível de glutatião; por conseguinte, a sua atividade foi reduzida pela diminuição do nível de glutatião [70].

Antioxidante não enzimático, a GSH é um dos tripeptídeos mais abundantes, cujas funções se prendem principalmente com a remoção de espécies de radicais livres, tais como H_2O_2, radicais superóxidos, radicais alcóxidos e manutenção dos tióis das proteínas das membranas [68, 71]. A GSH é um importante antioxidante em plantas, animais, fungos e algumas bactérias, prevenindo danos em componentes celulares importantes causados por ROS e metais pesados [72]. Uma vez oxidado, o glutatião pode ser reduzido novamente pela glutatião redutase, utilizando o NADPH como dador de electrões. O rácio entre o glutatião reduzido e o glutatião oxidado nas células é frequentemente utilizado como medida da toxicidade celular [73].

O malondialdeído (MDA) é o principal produto oxidativo dos ácidos gordos polinsaturados na peroxidação lipídica. Pode perturbar a estrutura da membrana lipídica, causando um efeito grave na função celular normal [74]. As alterações no seu conteúdo podem refletir lesões celulares causadas por ROS [75-79]. Além disso, estudos anteriores indicam que podemos monitorizar a poluição ambiental medindo os produtos da peroxidação lipídica [80, 81]. A medição do MDA é utilizada como um bom biomarcador para detetar o efeito de vários poluentes no ambiente aquático [82, 83].

1.8. inflamatórios

A angiotensina II (Ang II) é um dos produtos finais e o principal mediador conhecido do sistema renina-angiotensina. A Ang II induz lesões vasculares através de vários mecanismos, incluindo vasoconstrição, crescimento celular, produção de stress oxidativo e inflamação. Modula a inflamação vascular através da indução da libertação de citocinas [84, 85] e de factores de transcrição pró-inflamatórios, como o fator nuclear kappa B (*NF-κB*), em que o *NF-κB*, por sua vez, regula a molécula de adesão; a molécula de adesão celular vascular-1 e a molécula de adesão celular intercelular-1 (VCAM-1 e ICAM-1) e a expressão de citocinas em vários tipos de células [86-88]. Estas moléculas induzem e mantêm a inflamação na parede vascular, estimulam a deposição de matriz extracelular e promovem a hipertrofia e/ou hiperplasia das células do músculo liso vascular (VSMCs) [89]. A Ang II também estimula a produção do inibidor do ativador do plasminogénio-1 (PAI-1), que contribui para o estado pró-trombótico, bem como para a rutura da placa aterosclerótica [90, 91]. Além disso, a Ang II está envolvida na progressão da lesão aterosclerótica e na instabilidade da placa ao estimular a ativação de metaloproteinases da matriz (MMPs), que podem digerir a capa fibrosa e, assim, participar no desencadeamento da rutura da placa [92, 93].

As espécies reactivas de oxigénio (ROS) actuam como moléculas sinalizadoras, modulando o tónus vascular e as alterações estruturais na circulação, e participam no desenvolvimento e progressão da aterosclerose [94, 95]. A principal fonte de ROS vascular é a NADPH oxidase, que é expressa em células endoteliais, VSMCs, fibroblastos e monócitos/macrófagos[89,96]. A Ang II, a endotelina-1 (ET) e os mediadores inflamatórios podem modular a produção basal de O^{2-} induzida pela NADPH oxidase através da expressão das subunidades da NADPH oxidase [97].

1.9.Molécula de adesão celular vascular 1 (VCAM1) e molécula de adesão intercelular-1 (ICAM1)

As moléculas de adesão celular (CAM) são proteínas, com um peso molecular de 95-110 kDa, localizadas na superfície celular e envolvidas na ligação com outras células ou com a matriz extracelular (ECM) num processo denominado adesão celular. Essencialmente, as moléculas de adesão celular ajudam as células a aderir umas às outras e ao meio envolvente .[98]

Estas proteínas são tipicamente receptores transmembranares e são compostas por três domínios: um domínio intracelular que interage com o citoesqueleto, um domínio transmembranar e um domínio extracelular que interage quer com outras CAM do mesmo tipo (ligação hemofílica) quer com outras CAM da matriz extracelular (ligação heterofílica) .[99]

A molécula de adesão intercelular-1 (ICAM-1), também conhecida como CD54 (Cluster of Differentiation), é uma proteína que, no ser humano, é codificada pelo gene ICAM1[100]. Este tipo de molécula de adesão intercelular está continuamente presente em baixas concentrações nas membranas dos leucócitos e das células endoteliais. Quando estimulada por citocinas, a sua concentração aumenta consideravelmente a ICAM-1. É também induzida pela interleucina-1 (IL-1) e pelo fator de necrose tumoral (TNF) e é expressa pelo endotélio .vascular, macrófagos e linfócitos

O ICAM-1 é um ligando para o antigénio associado à função dos linfócitos-1 LFA-1 (integrina), um recetor encontrado nos leucócitos. Quando activados, os leucócitos ligam-se .às células endoteliais *através do* ICAM-1/LFA-1 e depois transmigram para os tecidos[101]

A proteína de adesão celular vascular 1, também conhecida como molécula de adesão celular vascular 1 (VCAM-1) ou cluster of differentiation 106 (CD106), é uma proteína que, nos seres humanos, é codificada pelo gene VCAM1; contém seis ou sete domínios de imunoglobulina e é expressa em vasos sanguíneos grandes e pequenos apenas depois de as células endoteliais serem estimuladas por citocinas[102]. Semelhante à ICAM-1, a proteína VCAM-1 medeia a adesão de linfócitos, monócitos, eosinófilos e basófilos ao endotélio vascular. Também funciona na transdução de sinais entre leucócitos e células endoteliais, e pode desempenhar um papel no desenvolvimento da artrite reumatoide e da aterosclerose[103].

A DM apresenta uma maior adesividade, sugerindo que a ligação dos leucócitos através de moléculas de adesão aumenta em condições de elevada concentração de glucose [104].

Assim, na diabetes tipo 2, o desenvolvimento de complicações vasculares pode estar intimamente relacionado com a disfunção endotelial. Parece que a disfunção endotelial na obesidade pode estar relacionada com a resistência à insulina [105].

1.10. Fator de necrose tumoral alfa (TNF-α) e interleucina 6 (IL 6)

O fator de necrose tumoral é um grupo de citocinas. Existe em duas formas: TNF-α e TNF-β. O TNF-β, descrito pela primeira vez como linfotoxina, é uma molécula grande produzida principalmente por células T. É menos potente e menos abundante do que o TNF-α [106].

O TNF-α é uma citocina potente produzida predominantemente por muitos tipos de células, incluindo macrófagos, monócitos, linfócitos, queratinócitos e fibroblastos, em resposta a inflamação, infeção, lesão e outros desafios ambientais. O TNF-α é libertado sistematicamente em grandes quantidades de uma só vez, ativa os neutrófilos, modifica as propriedades anticoagulantes do endotélio e induz a libertação de outras citocinas inflamatórias, como a IL-l e a IL-6 [63, 107].

A produção de citocinas na corrente sanguínea resulta numa ativação generalizada das células endoteliais, com expressão de moléculas de adesão, ativação da cascata de coagulação e produção de quimiocinas e citocinas pelas próprias células endoteliais, com consequente amplificação da cascata inflamatória [108].

O TNF-α liga-se a receptores presentes em praticamente todas as células do organismo, exceto nos glóbulos vermelhos [107]. O TNF-α provoca um espetro particularmente amplo de respostas celulares e orgânicas de proliferação, diferenciação e apoptose celular. O TNF-α exerce os seus efeitos através de dois receptores distintos: TNFR1 e TNFR2 [109]. A atividade biológica mediada pela ligação do TNF ao recetor-l (TNF-Rl) é distinta da atividade mediada pela ligação do TNF ao recetor-2 (TNF-R2). A apoptose é predominantemente mediada pelo TNF-R1, enquanto a indução da proliferação de células T e B é efectuada principalmente pelo TNF-R2 [107, 110].

A ligação do TNF α ao recetor TNFRl resulta na ativação do domínio de morte associado ao recetor de TNF (TRADD) e do domínio de morte associado ao fas (FADD), que são responsáveis pela iniciação da caspase envolvida na apoptose. Por este motivo, este recetor é conhecido como recetor de morte. No entanto, a associação do domínio de morte deste recetor com o fator 2 associado ao recetor de TNF (TRAF-2) pode levar à ativação da transcrição do gene NFKB, que se cruza com a via apoptótica através da regulação positiva de mediadores neuroprotectores, como o quelante de cálcio, a calbindina, e o eliminador de superóxido, a superóxido dismutase de manganês (MnSOD). Esta via também é partilhada com a sinalização a jusante do TNFR2 (Fig. 8) [111, 112].

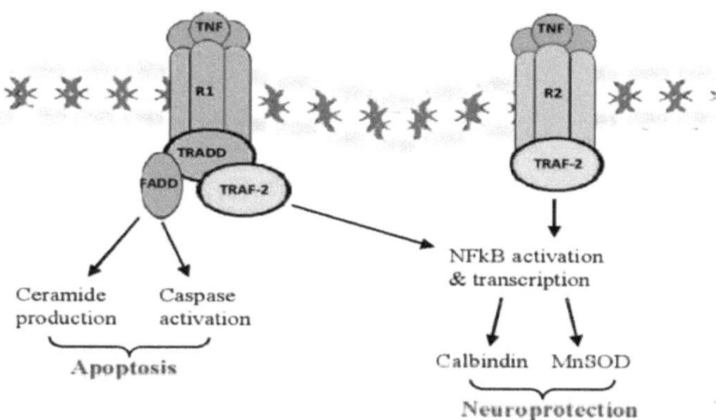

Fig. 8: Sinalização dos receptores do fator de necrose tumoral α [111].

1.11. Apoptose

A apoptose é o processo de morte celular programada (PCD) que pode ocorrer em organismos multicelulares. Os eventos bioquímicos conduzem a alterações celulares caraterísticas e à morte (Fig. 9). Estas alterações incluem blabbing, encolhimento celular, fragmentação nuclear, condensação da cromatina, fragmentação do ADN cromossómico e decaimento global do ARNm [113].

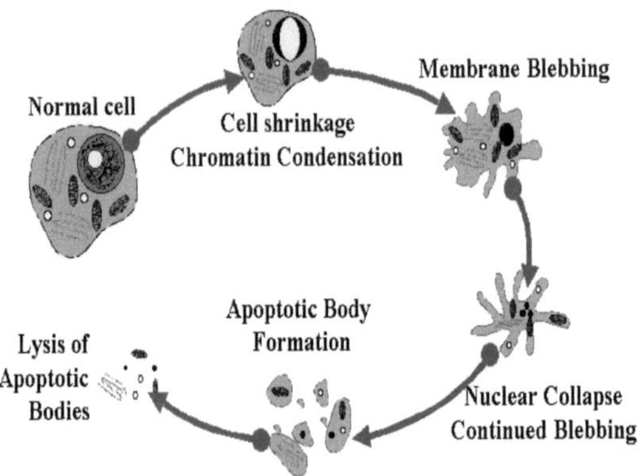

Fig. 9: Mecanismo de apoptose.

https://sites.google.com/site/howdoesdftdmultiplyandspread/are-there-treatments-genetic-resistance.

1.12. Caspase 3

As caspases (cisteína-aspártico proteases ou cisteína-dependente aspartato-direted proteases) são uma família de cisteína proteases que desempenham papéis essenciais na apoptose (morte celular programada), necrose e inflamação [114]. Praticamente todas as células animais contêm caspases, mas estas ocorrem como zimogéneos inactivos. Existem vários estímulos que podem levar à sua ativação, que geralmente ocorre através do processamento proteolítico do zimogénio em resíduos conservados de ácido aspártico. Escusado será dizer que a sua ativação e função suicida são altamente reguladas. Uma vez activadas, as caspases actuam como cisteína proteases, utilizando uma cadeia lateral de cisteína para catalisar a clivagem de ligações peptídicas em resíduos de aspártilo nos seus substratos [115].

Existem dois tipos de caspases apoptóticas: as caspases iniciadoras (apicais) e as caspases efectoras (executoras) [114]. Estas caspases, num organismo, trabalham em conjunto numa cascata proteolítica para se activarem. As caspases iniciadoras (por exemplo, CASP2, CASP8, CASP9 e CASP10) clivam as pró-formas inactivas das caspases efectoras, activando-as assim. As caspases efectoras (por exemplo, CASP3, CASP6 e CASP7), por sua vez, clivam outros substratos proteicos dentro da célula para desencadear o processo apoptótico [115]. A caspase-3 é uma proteína caspase que interage com a caspase-8 e a caspase-

9. É codificada pelo gene CASP3. A ativação sequencial das caspases desempenha um papel central na fase de execução da apoptose celular.

A caspase-3 é activada na célula apoptótica tanto pela via extrínseca (via da morte) como pela via intrínseca (via mitocondrial)[116] (Fig. 10). Via extrínseca ou via dos receptores de morte: após a ativação dos receptores de morte (incluindo TNF-R1, CD95), a caspase-8 é activada depois de ser recrutada para o complexo de sinalização induzido pela morte (DISC) através do domínio de morte associado ao Fas (FADD). A cascata ativa então a caspase-3 e acaba por induzir[114]. Via intrínseca ou mitocondrial: envolve a libertação do citocromo c mitocondrial (cyt c) para o citosol. A ligação do citocromo c ao complexo Apoptosis protease-activating fator-1 (Apaf-1) recruta a procaspase-9, que depois hidroliza a caspase-9, que ativa a procaspase-3 para a caspase 3 [117].

Vários estudos *in vitro* sugeriram que as vias apoptóticas dependentes da caspase são essenciais para a apoptose das células β [118].

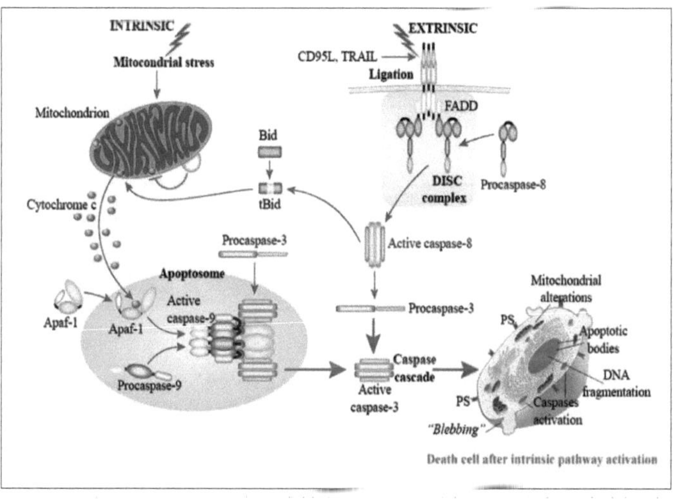

Fig. 10: Via apoptótica extrínseca e intrínseca[119].

5. A encefalopatia diabética como doença neurodegenerativa

As doenças neurodegenerativas (DN) caracterizam-se por uma redução profunda do tamanho e do volume do cérebro devido à morte dos neurónios, bem como por uma variedade de perturbações progressivas que resultam numa deterioração cognitiva e/ou motora [120].

As caraterísticas comuns das doenças neurodegenerativas são a perda gradual e progressiva de células do cérebro e da medula espinal causada pela acumulação de proteínas patológicas a níveis tóxicos [121]. As doenças neurodegenerativas partilham muitas caraterísticas comuns, incluindo o aparecimento tardio na vida, a perda neuronal e as anomalias sinápticas [120].

É importante referir que mecanismos moleculares como a disfunção mitocondrial, a apoptose neuronal, o stress oxidativo e a perturbação da homeostase proteica têm sido implicados na maioria das doenças neurodegenerativas. Além disso, as mutações genéticas (parkin, huntingtina), a deformação e a agregação de proteínas estão presentes em doenças neurológicas muito diferentes[122]

Os efeitos a longo prazo da diabetes no cérebro manifestam-se através de anomalias estruturais, neurofisiológicas e neuropsicológicas

e múltiplos factores patogénicos parecem estar envolvidos na patogénese do disfuncionamento cerebral na diabetes [63]. Além disso, a visão emergente é que o cérebro diabético apresenta muitos sintomas que são melhor descritos como envelhecimento acelerado do cérebro [123]. Uma teoria comum, para o envelhecimento e para a patogénese deste disfuncionamento cerebral na diabetes, relaciona a morte celular com o stress oxidativo mediado por radicais livres [63]. Assim, a hiperglicemia reduz os níveis de antioxidantes e, concomitantemente, aumenta a produção de radicais livres. Estes efeitos contribuem para os danos nos tecidos na diabetes mellitus, levando a alterações no potencial redox da célula. O cérebro é especialmente vulnerável a danos oxidativos devido à sua elevada taxa de consumo de oxigénio, conteúdo lipídico abundante e relativa escassez de enzimas antioxidantes em comparação com outros tecidos. Embora em condições fisiológicas normais exista um equilíbrio entre a produção de ROS e os mecanismos antioxidantes, foi demonstrado que nos tecidos envelhecidos o stress oxidativo aumenta devido à diminuição da atividade das enzimas antioxidantes[124]. Por conseguinte, as células neuronais são particularmente sensíveis aos danos oxidativos causados pela diabetes, que resultam em doenças neurodegenerativas.

1.13. Papel dos neurotransmissores

Os neurotransmissores (NT) são uma classe de pequenos compostos químicos mensageiros endógenos que transmitem sinais intercelulares de um neurónio para uma célula-alvo em sinapses químicas, num processo designado por neurotransmissão. Têm uma influência sistémica no sistema nervoso periférico (SNP) e são actuadores predominantes do sistema nervoso central (SNC)[125].

Os NTs estão envolvidos numa vasta gama de funções cerebrais, como o humor, a atenção, o processamento de recompensas, o sono, o apetite e a cognição. A teoria da deficiência de monoamina postula que a base fisiopatológica subjacente à depressão é uma depleção de NTs como a serotonina (5-hidroxitriptamina; 5-HT), a norepinefrina (NE) ou a dopamina (DA) no sistema nervoso central (SNC). Os antidepressivos clinicamente eficazes são os compostos que inibem a recaptação das monoaminas (5-HT, NE e DA), levando ao aumento da sua concentração na fenda sináptica[126]. Assim, a monitorização dos níveis de NTs e dos seus metabolitos é uma ferramenta vital para revelar a fisiopatologia da depressão e de outras perturbações neuropsiquiátricas.

Os neurotransmissores são armazenados nas vesículas sinápticas no terminal do axónio. O cálcio entra no terminal do axónio durante um potencial de ação, provocando a libertação do neurotransmissor na fenda sináptica. Após a sua libertação, o neurotransmissor liga-se a um recetor na membrana pós-sináptica e ativa-o. Por fim, o neurotransmissor é destruído enzimaticamente ou devolvido ao terminal de onde veio, onde pode ser reutilizado, ou degradado e removido (Fig. 11)[127].

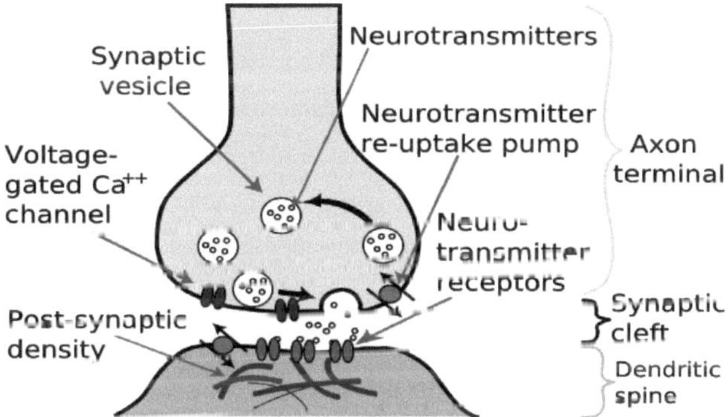

Fig. 11: Mecanismo de libertação de neurotransmissores.

http://www.interactive-biology.com/3924/a-look-into-the-major-neurotransmitters-of-the-nervous-system

A acetilcolina (ACH) é um neurotransmissor de ação rápida, ponto a ponto, na junção neuromuscular e nos gânglios autónomos; no entanto, há menos demonstrações de acções semelhantes no cérebro. A ACH é um neurotransmissor excitatório sintetizado a partir do ácido acético e da colina. Uma vez libertada, liga-se a receptores pós-sinápticos e é degradada pela enzima acetilcolinesterase (AchE) [128].

A AchE é uma enzima ligada à membrana que hidrolisa o neurotransmissor acetilcolina (ACh) em colina e acetato após a sua função nas sinapses colinérgicas na região do cérebro [129]. A AChE responde a vários insultos, incluindo o stress oxidativo, um evento importante que tem sido relacionado com a patogénese e a progressão de uma variedade de doenças do SNC, como o acidente vascular cerebral, a doença de Alzheimer[130] e a diabetes mellitus[131].

A serotonina (5-HT) é um neurotransmissor inibitório que é a NT mais extensivamente estudada na depressão. É uma NT monoamina biogénica redox ativa e está amplamente distribuída no cérebro, contribuindo de forma significativa para as funções cerebrais. Desempenha um papel fundamental em numerosos processos fisiológicos, como a termorregulação, a regeneração do fígado, a função cardiovascular e a síndroma do intestino irritável [132]. Os ligandos dos receptores da serotonina são utilizados para o tratamento de uma série de perturbações, como a esquizofrenia, a depressão, a obesidade e a emese [133]. Uma redução da concentração de 5-HT leva ao desenvolvimento de sintomas depressivos em indivíduos com risco acrescido de depressão (MDD). Além disso, um aumento da disponibilidade da monoamina oxidase cerebral, que metaboliza a serotonina, pode causar uma deficiência de serotonina[134].

A norepinefrina (NE) é um neurotransmissor excitatório e também um importante neurotransmissor no SNC, segregado pela medula suprarrenal e desempenha numerosas funções, incluindo a regulação do sistema cardiovascular, o alívio da dor, a deteção do stress, a depressão e o apetite[135]. É utilizada no tratamento da hipertensão do enfarte do miocárdio, da asma brônquica e de doenças cardíacas. Alterações nos níveis plasmáticos de NE podem levar a muitas condições patológicas e doenças, como neurónios ganglionares, neuroblastoma ganglionar, paraganglioma e doença de Parkinson[136]. A dopamina (DA) é um neurotransmissor monoamina formado na descarboxilação cerebral da dopa e essencial para o funcionamento normal do SNC. Trata-se de um neurotransmissor especial, pois é considerado simultaneamente excitador e inibidor. É um precursor da síntese do neurotransmissor norepinefrina (NE) e uma redução da sua concentração no cérebro está associada à doença de Parkinson[137].

6. Medicamentos selecionados para o tratamento da diabetes

1.14. Glibenclamida (Doanil)

A glibenclamida [gliburida (GLY)], membro das sulfonilureias de segunda geração, é um medicamento importante para o controlo das hiperglicemias durante a diabetes. Normaliza frequentemente a glicemia diretamente através do aumento da secreção de insulina e da diminuição da produção hepática de glicose[138].

A glibenclamida, como fármaco antidiabético, actua ligando-se e activando a subunidade reguladora dos canais de potássio sensíveis ao ATP (KATP), o recetor de sulfonilureia 1 (SUR1), nas células beta pancreáticas. Subsequentemente, este efeito provoca a despolarização da membrana celular e a abertura de canais de cálcio dependentes da voltagem que, por sua vez, aumentam o cálcio intracelular na célula beta e estimulam a libertação de insulina[139] (Fig. 12).

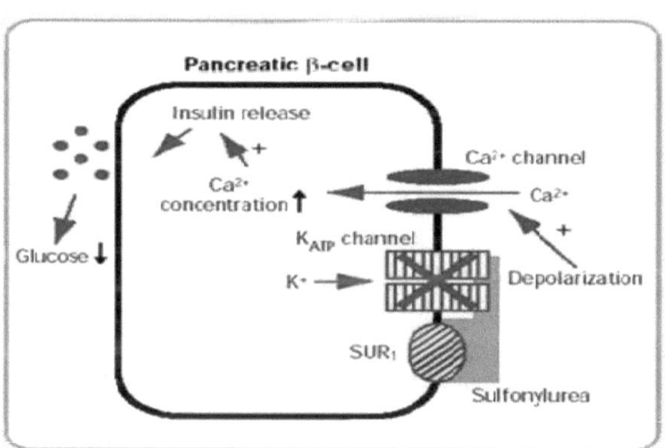

Fig. 12: Mecanismo de ação da sulfonilureia

http://physiology.md.chula.ac.th/website/dm_treatment.html.

Tem um efeito extra pancreático, que pode contribuir diretamente para manter a homeostase da glicose no sangue durante a diabetes. Foi relatado que o GLY pode aumentar o transporte de glicose no diafragma de ratos e ratazanas e a lipogénese nos hepatócitos e no tecido adiposo [140].

1.15. Cloridrato de donepezil

O cloridrato de donepezil (E2020, donepezil) é o segundo medicamento aprovado pela Food and Drug Administration (FDA) dos Estados Unidos para o tratamento da doença de Alzheimer (DA) ligeira a moderada, seguido dos comprimidos de Nuplazid (pimavanserina), o primeiro medicamento aprovado para o tratamento das alucinações. Trata-se de uma nova classe de inibidores da ChE com uma N-benzilpiperidina e uma indanona com uma ação mais longa e selectiva. É atualmente comercializado nos Estados Unidos e em alguns países europeus e asiáticos sob a designação comercial de Aricept[141]. A sua principal utilização terapêutica é no tratamento paliativo da doença de Alzheimer, devido à sua capacidade de atravessar a barreira hemato-encefálica. O cloridrato de donepezilo foi bem tolerado e, em comparação com o placebo, melhorou significativamente a cognição e ajudou a manter a função global[142].

6.3. Insulina

Para além de produzir e libertar enzimas digestivas, o pâncreas está empenhado na síntese das duas principais hormonas responsáveis pelo metabolismo da glicose, a insulina e o glucagon. O nome insulina deriva do latim insula, que significa ilha. A insulina desempenha um papel vital na regulação do metabolismo dos hidratos de carbono, das gorduras e das proteínas e, por sua vez, contribui significativamente para a homeostase energética nos seres humanos. A insulina, contida nos grânulos maduros, é libertada das células beta em duas fases. A primeira fase de libertação é rapidamente desencadeada em resposta a níveis elevados de pressão sanguínea, enquanto a segunda fase é uma libertação lenta e sustentada de vesículas recém-formadas, desencadeada independentemente do açúcar. Cada recetor de insulina é constituído por duas subunidades alfa e beta. O sinal gerado pela ligação da molécula de insulina à subunidade alfa extracelular é transmitido através da membrana celular para a subunidade beta interna e leva à ativação da tirosina quinase (TK). A enzima activada induz auto-fosforilações envolvendo cada vez mais substratos do recetor de insulina (IRS) que são recrutados para as subunidades beta. O IRS é constituído por seis proteínas clonadas (IRS 1-6) que, após fosforilação, funcionam como adaptadores entre o IRS e a fosfoinositol 3-quinase (PI3K), de modo a permitir a ativação da P13K e a formação de PI 3, 4, 5-fosfato (PIP3). O PIP3 induz a translocação do GLUT4, levando a um aumento da captação de glucose na célula. Além disso, o PIP3 ativa as isoformas Akt e proteína quinase C (PKC), que medeiam o efeito da insulina em várias funções metabólicas, incluindo a síntese proteica [143-147].

6.4.Medicina alternativa

A medicina alternativa está a tornar-se cada vez mais popular no tratamento da inflamação associada ao stress oxidativo em diferentes doenças [148-151]. Os medicamentos à base de plantas tornaram-se o principal foco de muitas investigações devido ao seu grande potencial terapêutico sem muitos dos efeitos secundários associados aos medicamentos sintéticos[152]. Os fenólicos, flavonóides, triterpenos e esteróis bioactivos têm uma atividade robusta de eliminação de radicais livres e desempenham um papel fisiologicamente importante na prevenção de produtos finais de glicação avançada[2, 153, 154]. Em muitos relatórios, a eficácia dos produtos naturais é confirmada por modelos animais e até por estudos *in vitro*, existindo provas limitadas sobre a sua utilização clínica. No entanto, alguns relatórios dizem respeito às acções hipoglicémicas das plantas medicinais em doentes diabéticos. A eficácia clínica de *Aegle marmelos, Allium cepa, Gymnema sylvestre, Momordica charantia, Nigella sativa, Ocimum sanctum, Panax quinquefolius, Salacia reticulate, Trigonella foenum-graecum e Silybum marianum* é considerada como agente hipolipidémico adequado para uso humano[155]. Por conseguinte, com base nas provas atualmente disponíveis, é demasiado cedo para tirar conclusões sobre os benefícios destas plantas na diabetes.

REFERÊNCIAS

1. Northam EA, Rankins D, Lin A, Wellard RM, Pell GS, Finch SJ. 2009. Funções do sistema nervoso central em jovens com diabetes tipo 1 12 anos após o início da doença. Diab Care, 32:445-450.
2. El-Feky AM, Elbatanony MM, Aboul Naser AF, Younis EA, Hamed MA. 2022. O extrato de sementes *de Salvia hispanica L.* alivia a encefalopatia na diabetes induzida por estreptozotocina em ratos: Papel do stress oxidativo, neurotransmissores, ADN e índices histológicos. Biomarcadores, 27 (5): 427-440.
3. Motawi TK, Darwish HA, Hamed MA, El-Rigal NS, Aboul Naser AF. 2017a. Uma visão terapêutica da niacina e da coenzima Q10 contra a encefalopatia diabética em ratos. *Mol. Neurobiol*, 54:1601-1611.
4. Motawi TK, Darwish HA, Hamed MA, El-Rigal NS, Aboul Naser AF. 2017b. A coenzima Q10 e a niacina atenuam a encefalopatia diabética induzida por estreptozotocina num modelo de rato. *Metab Brain Dis,* 32:1519-1527.
5. Associação Americana de Diabetes. 2009. Diagnóstico e Classificação de Guyton.
6. Fonseca VA. 2009. Definindo e caracterizando a progressão da diabetes tipo 2. Diabetes Care, 32:S151-S156.
7. Newsholme P, Abdulkader F, Rebelato E, Romanatto T, Pinheiro CH, Vitzel KF, Silva E P, Bazotte RB, Procopio J, Curi R, Gorjao R, Pithon-curi TC. 2011. Aminoácidos e diabetes: implicações nas funções endócrina, metabólica e imunológica. Frontiers in Bioscience, 16:315-39.
8. 8. Jitrapakdee S, Wutthisathapornchai A, Wallace J C, MacDonald MJ. 2010. Regulação da secreção de insulina: papel da sinalização mitocondrial. Diabetologia, 53(6):1019-32.
9. Rutter G A, Hill EV. 2006. Libertação de vesículas de insulina: andar, beijar, fazer uma pausa... e depois correr. Physiology (Bethesda, Md.), 21:189-96.
10. Komatsu M, Takei M, Ishii H, Sato Y. 2013. Secreção de insulina estimulada pela glicose: Uma nova perspetiva. Journal of Diabetes Investigation, 4: 511-516.
11. Newsholme Ph, Keane K, Paulo I, de Bittencourt Jr H, Krause M. 2013. O impacto da inflamação no metabolismo, função e falha das células β pancreáticas em T1DM e T2DM: semelhanças e diferenças, 127-165.
12. Nathan DM, Davidson MB, DeFronzo RA, Heine RJ, Pratley R, Zinman B. 2007. Impaired fasting glucose and impaired glucose tolerance. Diabetes Care, 30:753-9.

13. Organização Mundial de Saúde. 2006. Definição e diagnóstico de diabetes mellitus e hiperglicemia intermédia: relatório de uma consulta OMS/FID. Genebra: Serviços de Produção de Documentos da OMS, 1-38.
14. Organização Mundial da Saúde. 2013. Critérios de diagnóstico e classificação da hiperglicemia detetada pela primeira vez na gravidez (WHO/NMH/MND/13.2). Genebra.
15. Scobie IN. 2007. Atlas de diabetes mellitus. 3a ed. Londres: Informa Healthcare.
16. Tripathi KD. 2008. Essentials of medical pharmacology (Fundamentos de farmacologia médica). 6.ª ed. Nova Deli: Jaypee Brothers Medical Publishers Pvt. Ltd.
17. Ozougwu J, Obimba K, Belonwu C, Unakalamba C. 2013. A Patogénese e a Fisiopatologia da Diabetes Mellitus Tipo 1 e Tipo 2. Jornal de Fisiologia e Fisiopatologia, 4:46-57.
18. Akerblom H K, Outivaara LA, Heikki hyo TY, Ilonen J, Knip M. 2002. Environmental Factors in the Etiology of Type1 Diabetes (Factores ambientais na etiologia da diabetes tipo 1). Jornal Americano de Genética Médica. Med. Genet, 115:18-29.
19. Atkinson MA. 2012. A patogénese e a história natural da diabetes tipo 1. Cold Spring Harb Perspect Med, 2:1-18.
20. Zick Y. 2004. Uncoupling insulin signaling by serine/threonine phosphorylation: a molecular basis for insulin resistance. *Biochem Soc Trans*, 32(5): 812-816.
21. Guyton AC, Hall JE. 2006. Textbook of Medical physiology. 11ª edição. Elsevier Inc, Nova Deli.
22. Weir G C, Laybutt DR, Kaneto H, Bonner-Weir S, Sharma A. 2001. Betacell adaptation and decompensation during the progression of diabetes. *Diabetes*, 50(1):154-159.
23. Leahy JL, Hirsch IB, Peterson K A, Schneider D. 2010. Targeting beta cell function early in the course of therapy for type 2 diabetes mellitus. *J Clin Endocrinol Metab*, 95(9): 4206-4216.
24. Associação Americana de Diabetes Diagnóstico e Classificação da Diabetes Mellitus Diabetes Care. 2014. Volume 37, Suplemento 1.
25. Murphy HR.2010. Diabetes gestacional: o que há de novo? Medicine, 38(12):676-8.

26. Loghmani E. 2005. Diabetes Mellitus: Tipo 1 e Tipo 2. In: Stang J, Story M, editores. Guidelines for adolescent nutrition services. Minneapolis: Universidade de Minnesota, p. 167-82.
27. Rotella F, Mannucci E. 2013. Depressão como fator de risco para diabetes: uma meta-análise de estudos longitudinais. J Clin Psychiatry, 71:31-7.
28. Kitabchi AE, Guillermo E. Umpierrez GE, Murphy MB. 2015. Cetoacidose diabética e estado hiperosmolar. *Livro de Texto Internacional de Diabetes Mellitus,* CAPÍTULO 54.
29. Fowler MJ. 2008. Complicações Microvasculares e Macrovasculares da Diabetes. *Clinical Diabetes*, 26(2):77-782.
30. Wong CKH, Wong WCW, Wan EYF, Anca KC Chan, Chan FW K, Lam CL K. 2016. Doença macrovascular e microvascular em pacientes obesos com diabetes tipo 2 que frequentam o programa estruturado de educação em diabetes: uma análise de coorte de base populacional com propensão para o Programa de Empoderamento do Paciente (PEP). Endocrine, 53:412-422.
31. Brownlee M. 2001. Biochemistry and molecular cell biology of diabetic complications (Bioquímica e biologia celular molecular das complicações da diabetes). *Nature*, 414(6865):813-820.
32. Nishikawa T, Araki E. 2013. As terapias antioxidantes baseadas em mecanismos prometem prevenir complicações diabéticas? J Diabetes Investing, 4:105-7.
33. Ahmed SA, Hamed MA. 2015. Molécula de lesão renal-1 como fator de previsão para pacientes egípcios com rins inflamados, diabéticos e nefropatia diabética. *J. Diab. Metab. Disorders*, 14:6. 2251-6581.
34. Motawi TK, Ahmed SA, Hamed MA, El-Maraghy SA, Aziz WM. 2016. Combinação de melatonina e certos medicamentos para o tratamento da nefropatia diabética na diabetes induzida por estreptozotocina em ratos. *Diabatol Internat.*, 7:413-424.
35. Motawi TK, Ahmed SA, Hamed MA, El-Maraghy SA, Aziz WM. 2019. A melatonina e / ou rowatinex atenuam a lesão renal diabética induzida por estreptozotocina em ratos. *J. Biomed. Res*, 33:113-121.
36. Miranda-Díaz AG, Pazarín-Villaseñor L, Yanowsky-Escatell FG, Andrade-Sierra J. 2016. Estresse oxidativo na nefropatia diabética com doença renal crônica precoce. Journal of Diabetes Research, 1-7.

37. Brantsma AH, Bakker SJ, Hillege HL, de Zeeuw D, de Jong PE, Gansevoort RT. 2005. Excreção urinária de albumina e a sua relação com a proteína C-reactiva e a síndrome metabólica na previsão da diabetes tipo 2. Diabetes Care, 28:2525-30.
38. Nerpin E, Riserus U, Ingelsson E, Sundstrom J, Jobs M, Larsson A. 2008... A sensibilidade à insulina medida com a pinça euglicémica está associada de forma independente à taxa de filtração glomerular numa coorte de base comunitária. Diabetes Care, 31:1550-5.
39. Chaudhary K, Phadke G, Nistala R, Weidmeyer CE, McFarlane SI, Whaley-Connell A. 2010. The emerging role of biomarkers in diabetic and hypertensive chronic kidney disease (O papel emergente dos biomarcadores na doença renal crónica diabética e hipertensa). Curr Diabetes Rep, 10:37-42.
40. Nauta FL, Boertien WE, Bakker SJ, van Goor H, van Oeveren W, de Jong PE. 2011. Os marcadores de danos glomerulares e tubulares estão elevados em pacientes com diabetes. Diabetes Care, 34:975-81.
41. Tiwari AK, Kumar DA, Sweeya PSR, Chauhan HA, Lavanya V, Sireesha K, Pavithra K, Zehra A. 2014. O sumo de legumes influencia a via do poliol através de múltiplos mecanismos a favor da redução do desenvolvimento do stress oxidativo e das complicações diabéticas resultantes. Revista Pharmacognosy, 10:383-391.
42. Gessei T, Arakawa T, Kudoc H, Kohji M K. 2015. Um biossensor de sorbitol de fibra ótica baseado na deteção de fluorescência de NADH para o diagnóstico rápido de complicações diabéticas. The Analyst, 140: 6335-42.
43. Kobayashi S, Liang Q. 2014. Autofagia e mitofagia na cardiomiopatia diabética. Biochim Biophys Ata, S0925-4439 (14): 00148-3
44. Pelvig DP, Pakkenberg H, Stark AK, Pakkenberg B. 2008. Números de células gliais neocorticais em cérebros humanos. *Neurobiology of Aging*, 29 (11): 1754-1762
45. Kandel, ER, Schwartz JH, Jessel TM. 2000. Principles of Neural Science. McGraw Hill Professional, p. 324
46. Rafael Y, George M. 2014. O novo século do cérebro. *Scientific American*, 310 (3): 38-45.
47. Sima AA. 2010. Encefalopatias: as complicações diabéticas emergentes. Ata Diabetol, 47: 279-93.
48. Mijnhout GS, Scheltens P, Diamant M, Biessels GJ, Wessels AM, Simsek S. 2006. Encefalopatia diabética: um conceito que precisa de uma definição. Diabetologia, 49:1447-8.

49. Kodl CT, Seaquist ER. 2008. Disfunção cognitiva e diabetes mellitus. Endocr Rev, 29: 494-511.

50. Ingelsson M, Fukumoto H, Newell KL, Growdon JH, Hedley-Whyte ET, Frosch MP. 2004. Early Abeta accumulation and progressive synaptic loss, gliosis, and tangle formation in AD brain. Neurology, 62:925-31.

51. Kim B, Backus C, Oh S, Feldman EL. 2013. Clivagem de tau induzida por hiperglicemia in vitro e in vivo: uma possível ligação entre diabetes e doença de Alzheimer. J. Alzheimer's Dis, 34: 727-739.

52. Peila R, Rodriguez BL, Launer LJ. 2002. Type 2 diabetes, APOE gene, and the risk for dementia and related pathologies: the Honolulu-Asia Aging Study. Diabetes, 51:1256-62.

53. Yoneda S, Hara H, Hirata A, Fukushima M, Inomata Y, Tanihara H. 2005. Níveis de fluido vítreo de beta-amiloide (1-42)) e tau em pacientes com doenças da retina. Jpn J Ophthalmol, 49:106-8.

54. Exalto LG, Whitmer RA, Kappele LJ, Biessels GJ. 2012. An update on type 2diabetes,vascular dementia and Alzheimer's disease, Exp. Gerontol, 47: 858-864.

55. Liu YW, Zhu X, Zhang L, Lu Q, Zhang F, Guo H, Yin XX. 2014. Efeitos cerebroprotectores do ibuprofeno na encefalopatia diabética em ratos. Farmacologia, Bioquímica e Comportamento, 117:128-136

56. Mancinelli R, Barlocci E , Palminiello S, Saso L. 2011. Danos oxidativos e doenças cerebrais: Biomarcadores e metodologias analíticas. Jornal Indiano de Biotecnologia, 10:395-403.

57. Naviaux R.K. 2012. Blindagem oxidativa ou stress oxidativo? *J Pharmacol Exp Ther,* 342(3):608-18.

58. Johansen JS, Harris AK, Rychly DJ, Ergul A. 2005. Oxidative stress and the use of antioxidants in diabetes: linking basic science to clinical practice. *Cardiovasc Diabetol*, 4(1):5.

59. Weseler AR, Bast A. 2010. Stress oxidativo e função vascular: implicações para os tratamentos farmacológicos Curr. Hypertension Rep, 12(310): 154-161.

60. Ceriello A. 2006. Stress oxidativo e complicações associadas à diabetes. *Endocr Pract*, 12(1): 60-62.

61. Petrulea M, Muresan A, Duncea I. 2012. Stress oxidativo e estado antioxidante no hipo e hipertiroidismo. Enzima antioxidante, 197-263.

62. Evans J L, Goldfine I D, Maddux BA, Grodsky G M. 2002. Oxidative stress and stress-activated signaling pathways: a unifying hypothesis of type 2 diabetes. *Endocr Rev*, 23(5) :599-622.
63. Jing YH, Kuan-Hsing D, Kuo PC, Pao CC, Chen JK. 2013. A Neurodegeneração em ratos diabéticos induzidos por estreptozotocina é atenuada pelo tratamento com resveratrol. Neuroendocrinologia, 98:116-127.
64. Rains JL, Jain SK. 2011. Stress oxidativo, sinalização da insulina e diabetes. *Free Radic Biol Med*, 50(5):567-575.
65. Maritim AC, Sanders RA, Watkins JB. 2003. Diabetes, stress oxidativo e antioxidantes: A review. *Journal of Biochemical and Molecular Toxicology*, 17(1):24-38
66. Brownlee M. 2005. The pathobiology of diabetic complications: a unifying mechanism. *Diabetes*, 54(6):1615-1625.
67. Aruoma O. 1994. Aspectos nutricionais e de saúde dos radicais livres e antioxidantes. Food and Chemical Toxicology, 7:671-683.
68. Niedzielska E, Smaga I, Gawlik M, Moniczewski A, Stankowicz P, Pera J, Filip M. 2016. Stress oxidativo em doenças neurodegenerativas. Mol Neurobiol, 53:4094-4125.
69. Fisher AB, Zhang Q, Geoffrey JL, Steven DS. 2006. Nadph e nadph oxidase. *Encyclopedia of Respiratory Medicine,* Oxford, Academic Press, 77.
70. Khan MR, Ahmed D. 2009. Efeitos protectores da *Digera muricata* (L.) Mart. no testículo contra o stress oxidativo do tetracloreto de carbono no rato. Food Chem. Toxicol, 47:1393-1399.
71. Fang L, Xiao S, Niu C, Zhang H, Chen H. 2003. Expressão de fusão do gene ORF5 do vírus da síndrome reprodutiva e respiratória dos suínos em células de insectos. Wei Sheng Wu Xue Bao, 43:8-14.
72. Pompella A, Visvikis A, Paolicchi A, Tata V, Casini AF. 2003. The changing faces of glutathione, a cellular protagonist. *Farmacologia Bioquímica*, 66 (8): 1499-503
73. Couto N, Naglis M, Simon G, Jill B. 2013. Partição e Turnover da Glutationa Redutase de Saccharomyces cerevisiae: uma Abordagem Proteómica. *Journal of Proteome Research*, 12 (6): 2885-94
74. Oropesa AL, Garcia-Cambero JP, Soler F. 2009. Níveis de glutationa e malondialdeído na carpa comum após exposição à simazina. Environ. Toxicol. Pharmacol, 27:30-38.

75. Nie FH, Kong QB, Liu LP, Yang R, Xie YM, Lin HY, Chen JJ. 2009. Efeitos de dois DLCs no MDA hepático, SOD e GST em peixe-zebra. J. Food Sci. Biotechnol, 28:210-213.

76. Nawwar M A, Hussein SA, El-Mousallami AM, Hashim AN, Mousa MA, Hetta MH, Hamed M A, Werner V, Becker A, Haertel B, Lindequis U. 2015. Fenólicos de *Caesalpinia ferrea* Mart.: atividade antioxidante, citotóxica e hipolipidémica. *Die Pharmazie*, 70: 1-6.

77. Ibrahim NA, EL-Gengaihi S, Reyad S, El-Rigal NS, Hamed MA. 2015. Potência hipoglicémica, hipolipidémica e antioxidante do extrato aquoso das folhas de *Stevia rebaudiana* (Bert.). *IJPPR*., 3 (3): 15-32.

78. Hamed MA, El-Sayed SM, Salama HH, El-Sayed MM. 2015. Efeito benéfico da bebida láctea funcional como agente hipolipidémico e antioxidante na hipercolesterolemia induzida por dieta rica em gordura em ratos. *Eur. J. Biomed. Pharmaceut. Sci.*, 2: 67-82.

79. Hashem N, Soliman MS, Hamed MA, Swilam NF, Lindequist U, Nawaar MA. 2016. *Beta vulgaris* subespécie cicla var. flavescens (acelga suíça): flavonóides, actividades hepatoprotectoras e hipolipidémicas. *Die Pharmazie,* 71: 227-232.

80. Box A, Sureda A, Galgani F, Pons A, Deudero S. 2007. Avaliação da poluição ambiental nas Ilhas Baleares aplicando biomarcadores de stress oxidativo no mexilhão Mytilus galloprovincialis. Comp. Biochem. Physiol. C Toxicol. Pharmacol, 146:531-539.

81. Sole M, Lobera G, Aljinovic B, Rios J, Garcia de la Parra LM, Maynou F, Cartes JE. 2008. Actividades das colinesterases e níveis de peroxidação lipídica no músculo de peixes da plataforma e do talude do Noroeste do Mediterrâneo: a sua potencial utilização na monitorização da poluição. Sci. Total Environ, 402:306-317.

82. Istanbullu S, Karaca M, Kocagoz R, Orhan H. 2008. Monitorização da poluição aquática regional através dos níveis de tecido de 8-OHdG e MDA em peixes. Toxicol. Lett. 180 (Suplemento), S195

83. Khoubnasabjafari M, Ansarin K, Jouyban A. 2015. Fiabilidade do malondialdeído como biomarcador do stress oxidativo em perturbações psicológicas. *BioImpacts,* 5: 123-127.

84. Schieffer B, Luchtefeld M, Braun S, Hilfiker A, Hilfiker-Kleiner D, Drexler H. 2000. Role of NAD(P)H oxidase in angiotensin II-induced JAK/STAT signaling and cytokine induction. Circ. Res, 87:1195-1201

85. Jiang F, Yang J, Zhang Y, Dong M, Wang S, Zhang Q, Liu FF, Zhang K, Zhang C. 2014. Enzima conversora de angiotensina 2 e angiotensina 1-7: novos alvos terapêuticos Nat. Rev. Cardiol,11: 413-426.

86. Hernandez-Presa M, Bustos C, Ortego M. 1997. Angiotensin-converting enzyme inhibition prevents arterial nuclear *fator-κB* activation, monocyte chemoattractant protein-1 expression and macrophage infiltration in a rabbit model of early accelerated atherosclerosis. Circulation, 95:1532-1541

87. Pueyo ME, Gonzalez W, Nicoletti A, Savoie F, Arnal JF, Michel JB. 2000. A angiotensina II estimula a molécula-1 de adesão das células vasculares endoteliais através da ativação do *fator* nuclear -κB induzida pelo stress oxidativo intracelular. Arterioscler. Thromb. Vasc. Biol, 20:645-651.

88. Hanzu FA, Palomo M, Kalko SG, Parrizas M, Garaulet M, Escolar G, Gomisr, Diaz-RIcart M. 2011. Evidência translacional de dano endotelial em indivíduos obesos: respostas inflamatórias e pró-trombóticas. Journal of Thrombosis and Haemostasis, 9:1236-1245.

89. Touyz RM, Chen X, Tabet F. 2002. Expressão de uma NAD(P)H oxidase do tipo neutrófilo, funcionalmente ativa, contendo gp91phox, em células musculares lisas de artérias de resistência humanas: regulação pela angiotensina II. Circ. Res, 90:1205-1213.

90. Vaughan DE, Lazos SA, Tong K. 1995. A angiotensina II regula a expressão do inibidor do ativador do plasminogénio-1 em células endoteliais em cultura. A potential link between the renin-angiotensin system and thrombosis. J. Clin. Invest, 95:995-1001.

91. Putnam K, Shoemaker R, Yiannikouris F, Cassis LA. 2012. O sistema renina-angiotensina: um alvo e cocanntributor de dislipidemias, homeostase alterada da glicose e hipertensão da síndrome metabólica. *Am. J. Physiol, Heart Circ. Physiol,* 302: H1219-H1230.

92. Galis ZS, Sukhova GK, Lark MW, Libby P. 1994. Increased expression of matrix metalloproteinases and matrix degrading activity in vulnerable regions of human atherosclerotic plaques. J. Clin. Invest, 94:2494-2503.

93. Bader M. 2013. ACE2, angiotensina-(1-7), e Mas: o outro lado da moeda. *Pflugers Arch,* 465: 79-85.

94. Kalinina N, Agrotis A, Tararak E. 2002. Unidades NAD(P)H oxidase-phox dependentes do citocromo b558 em músculo liso e macrófagos de lesões ateroscleróticas. Arterioscler. Thromb. Vasc. Biol, 22: 2037-2043

95. Touyz RM, Schiffrin EL. 2004. Espécies reactivas de oxigénio na biologia vascular: implicações na hipertensão. Histochem. Cell Biol, 122:339-352

96. Griendling KK, Sorescu D, Lassegue B, Ushio-Fukai M. 2000. Modulation of protein kinase activity and gene expression by reactive oxygen species and their role in vascular physiology and pathophysiology. Arterioscler. Thromb.Vasc. Biol, 20: 2175-2183

97. Fukui T, Ishizaka N, Rajagopalan S. 1997. A expressão do mRNA da p22phox e a atividade da NAD(P)H oxidase estão aumentadas nas aortas de ratos hipertensos. Circ. Res, 80:45-51.

98. Shimaoka M, Xiao T, Liu J, Yang Y, Dong Yi, Jun Ch. 2003. As estruturas do domínio alfa L I e o seu complexo com ICAM-1 revelam uma via de mudança de forma para a regulação da integrina. Cell (Estados Unidos), 112 (1): 99-111.

99. Brackenbury R, Rutishauser U, Edelman GM. 1981. Sistemas de adesão distintos, independentes e dependentes de cálcio, de células de embrião de galinha. Proc. Natl. Acad. Sci, U.S.A. 78 (1): 387-391.

100. Carlson M, Nakamura Y, Payson R, O'Connell P, Leppert M, Lathrop GM, Lalouel JM, White R. 1988. Isolamento e mapeamento de uma sequência de ADN polimórfica (pMCT108.2) no cromossoma 18 D18S24. Nucleic Acids Res., 16 (9):41-88.

101. Rothlein RD. 1986. Uma molécula de adesão intercelular humana (ICAM-1) distinta da LFA-1. Journal of Immunology, 137 (4): 1270-1274.

102. Cybulsky M, Fries JW, Williams AJ, Sultan P, Eddy RL, Byers MG, Shows TB, Gimbrone MA Jr, Collins T. 1991. O gene humano VCAM1 é atribuído ao cromossoma 1p31-p32. Cytogenet. Cell Genet, 1858- 1852.

103. De Fougerolles AR, Sprague AG, Nickerson-Nutter CL, Chi-Rosso G, Rennert PD. 2000. Regulação da inflamação por integrinas de ligação ao colagénio $\alpha 1$ β 1 e $\alpha 2$ $\beta 1$ em modelos de hipersensibilidade e artrite.J. Clin. Invest, 105:721-729.

104. Savoia C, Schiffrin EL. 2007. Inflamação vascular na hipertensão e diabetes: mecanismos moleculares e intervenções terapêuticas. Clinical Science, 112:375-384.

105.Galili O, Versari D, Sattler KJ, Olson ML, Mannheim D, McConnell JP. 2007. Early experimental obesity is associated with coronary endothelial dysfunction and oxidative stress. Am J Physiol Heart Circ Physiol, 292: H904 -910.

106.White DW, Gilmore TD. 1996. Bcl-2 e Crm A têm efeitos diferentes na transformação, apoptose e estabilidade de IkB-a em células do baço de galinha transformadas por oncoproteínas v-Rel sensíveis à temperatura. Oncogene,13: 891-899.

107. Zhang SQ, Kovalenko A, Cantarella G, Wallach D. 2000. Recrutamento do sinalossoma IKK para o recetor p55 do TNF: RIP e A20 ligam-se a NEMO (IKKgamma) após estimulação do recetor. Immunity, 12(3):301-311

108. Gilmore TD, Herscovitch M. 2006. Inibidores da sinalização NF-kB: 785 e a contar. Oncogene, 25: 6887-6899.

109. Baud V, Karin M .2009. Será o NF-kappaB um bom alvo para a terapia do cancro? Esperanças e armadilhas. Nature Reviews *Drug Discovery*, 8(1): 33-40.

110.Rauert H, Stu¨hmer T, Bargou R, Wajant H, Siegmund D. 2011. TNFR1 e TNFR2 regulam a via apoptótica extrínseca em células de mieloma através de múltiplos mecanismos. Cell Death and Disease, 2, e194.

111.Watters O, O'Connor JJ. 2011. Um papel para o fator de necrose tumoral-α na isquemia e no pré-condicionamento isquêmico. *Jornal de Neuroinflamação,* 20118:87

112.Kalliolias GD, Ivashkiv LB. 2016. Biologia do TNF, mecanismos patogénicos e estratégias terapêuticas emergentes. Arthritis & Tissue, 12:49-59.

113.Elmore S. 2007. Apoptose: uma revisão da morte celular programada. Toxicol Pathol, 35(4):495-516.

114.McIlwain DR, Berger T, Mak TW. 2013. Funções da caspase na morte celular e na doença. Perspect Biol, 5: a008656.

115.Sollberger G, Strittmatter GE, Garstkiewicz MS, Jennifer B, Hans-Dietmar. 2014 Caspase-1: O inflamassoma e além. Imunidade Inata, 20 (2): 115-125.

116.Ghavami S, Hashemi M, Ande SR, Yeganeh B, Xiao W, Eshraghi M, Bus CJ, Kadkhoda K, Wiechec E, Halayko AJ, Los M. 2009. Apoptose e cancro: mutações nos genes da caspase. *Journal of Medical Genetics*, 46 (8): 497-510.

117.Jeong SY, Seol DW. 2008. O papel das mitocôndrias na apoptose. BMBRep, 41: 11-22.

118.Denault JB, Eckelman BP, Shin H, Pop C, Salvesen GS. 2007. Caspase 3 attenuates XIAP (X-linked inhibitor of apoptosis protein) -mediated inhibition of caspase 9. The Biochemical Journal, 405 (1): 11-9.

119.Calvino-Fernández M, Parra-Cid T. 2010. *H. pylori* e alterações mitocondriais em células epiteliais. The role of oxidative stress, Rev Esp Enferm Dig, 102: 41-50.

120.Ahmad K, Baig MH, Gupta GK, Kamal MA, Pathak N, Choi I. 2016. Identificação de alvos terapêuticos comuns para distúrbios neurodegenerativos selecionados: Uma abordagem in silico. Journal of Computational Science, 17:1-15.

121.Soto C. 2001. Protein misfolding and disease; protein refolding and therapy? FEBSLett, 498: 204-207.

122.Ramanan VK, Saykin AJ. 2013. Pathways to neurodegeneration: mechanistic insights fromGWAS in Alzheimer's disease, Parkinson's disease, and related disorders. Am J Neurodegener Dis, 2:145-175.

123.Biessels GJ, Van der Heide LP, Kamal A, Bleys RL, Gispen WH. 2002. Ageing and diabetes: implications for brain function. *European Journal of Pharmacology*, 441:1-14.

124.Bala K, Tripathy BC, Sharma D. 2006. Neuroprotective and anti-ageing effects of curcumin in aged rat brain regions. *Biogerontologia*, 7:81-89.

125.Mitsuda H, Miyazaki M, Nielsen IB, Carcabal P, Dedonder C, Jouvet C, Ishiuchi S, Fujii M. 2010. Evidence for catechol ring-induced conformational restriction in neurotransmitters. J. Phys. Chem. Lett, 1:1130-1133.

126.Belmaker RH, Agam G. 2008. Major depressive disorder. N. Engl. J. Med, 358:55-68.

127.Kolb Bryan, Whishaw Ian Q. 2003. Fundamentals of Human Neuropsychology (5ª ed.). Worth, pp. 102-104

128.Picciotto MR, Higley MJ, Yann S, Mineur YS. 2012. Acetilcolina como um neuromodulador: A sinalização colinérgica molda a função e o comportamento do sistema nervoso. Neurónio, 76:116-129.

129.Mushtaq N, Schmatz R, Luciane B. Pereira LB, Ahmad M, Stefanello N, et al. 2014. O ácido rosmarínico previne a peroxidação lipídica e o aumento da atividade da acetilcolinesterase no cérebro de ratos diabéticos induzidos por estreptozotocina. Bioquímica e função celular. Cell Biochem Funct, 32: 287-293.

130.Arvanitakis Z, Wilson RS, Bienias JL. 2004. Diabetes mellitus and risk of Alzheimer disease and decline in cognitive function. Arch Neurol, 61: 661-666

131.Kamboj SS, Chopra K, Sandhir R. 2008. Efeito neuroprotector da N-acetilcisteína no desenvolvimento da encefalopatia diabética na diabetes induzida por estreptozotocina. Metab Brain Dis, 23: 427-43.

132.Depoortere R, Meleine M, Bardin L, Aliaga M, Muller E, Ardid D, Newman-Tancredi A. 2011. Milnacipran é ativo em modelos de síndrome do intestino irritável e dor visceral abdominal em roedores, Eur. J. Pharmacol, 672:83-87.

133.Juncosa JI, Hansen M, Bonner LA, Cueva JP, Maglathlin R, McCorvy JD, Marona-Lewicka D, Lill MA, Nichols DE. 2013. O design extensivo de análogos rígidos mapeia a conformação de ligação de potentes ligandos agonistas do recetor de serotonina N-Benzilfeniletilamina 5-HT2A. ACS Chem. Neurosci, 4:96-109.

134.Neumeister A, Konstantinidis A, Stastny J. 2002. Association between serotonin transporter gene promoter polymorphism (5HT-TLPR) and behavioral responses to tryptophan depletion in healthy women with and without family history of depression. Arch. Gen. Psychiatr, 59:613-620.

135.Hamed MA, Aboul Naser AF, El-Feky AM, Elbatanony MM, Shaker SE, Hassan EES, Ali SA, Khalil WKB, Aboutabl ME. 2022. Fitoconstituintes da uva vermelha extrato de sementes e antagonista do recetor de interleucina-1 como reguladores inflamatórios em ratos artríticos adjuvantes. J. Biologically Active Products from Nature, 12 (3):254 - 275.

136.Mazloum-Ardakania M, Beitollahi H, Aminib M.K, Mirkhalafc F, Mirjalili BF. 2011. Um sensor eletroquímico altamente sensível baseado em nanoestruturas para a determinação electrocatalítica de norepinefrina na presença de acetaminofeno e triptofano. Biosens. Bioelectron, 26:2102- 2106.

137.Cools R, Nakamura K, Nathaniel D. 2011. Serotonina e Dopamina: Unificando a função afetiva, ativacional e de decisão. Neuropsychopharmacology, 36:98-113

138.Caffes N, Kurland DB, Gerzanich V, Simard JM. 2015. Glibenclamida para o tratamento de acidente vascular cerebral isquêmico e hemorrágico. Int J Mol Sci., 4;16(3):4973-84.

139.Serrano-Martín X, Payares G, Mendoza-León A. 2006. A glibenclamida, um bloqueador dos canais de K+ (ATP), apresenta atividade antileishmanial na leishmaniose cutânea experimental murina. Antimicrob Agents Chemother, 50: 4214-4216.

140.Nazaroglu NK, Sepici Dincel A, Altan N. 2009. Os efeitos da sulfonilureia gliburida nas actividades da superóxido dismutase, catalase e glutationa peroxidase no tecido cerebral do rato diabético induzido por estreptozotocina. Journal of Diabetes and Its Complications, 23:209-213.

141.Noetzli M, Eap CB. 2013. Aspectos farmacodinâmicos, farmacocinéticos e farmacogenéticos de medicamentos utilizados no tratamento da doença de Alzheimer. Clin Pharmacokinet, 52:225-241

142.Nakano S, Asada T, Matsuda H Uno, M, Takasaki M. 2016. O cloridrato de donepezil preserva o fluxo sanguíneo cerebral regional em pacientes com doença de Alzheimer. J.Nucl Med, 10:1441-5.

143.Fonesca VA. Clinical diabetes translating research into practice. Philadelphia: Saunders Elsevier; 2006.

144.Pickup JC, Williams G. Text book of diabetes (vol 1).3rd ed. Turim, Itália: Blackwell Science; 2003.

145. Mohan V, Sandeep S, Deepa R, Shah B, Varghese C. Epidemology of type 2 diabetes: Indian scenario. Indian J Med Res.2007; 125: 217-30.

146.Harvey RA, Ferrier DR. Revisões ilustradas de Lippincots: Biochemistry.5th ed. Nova Deli: Wolters Kluwer; 2011. Capítulo 7, Introdução aos hidratos de carbono; p.83-90.

147. Guyton AC, Hall JE. Text book of medical physiology.11th ed. Nova Deli: Saunders Elsevier; 2006. Capítulo 78, insulina, glucagon e diabetes mellitus; p.961-976

148.Eskander DM, Aziz WM, Nassar MI, Hamed MA. 2021. Isolamento e caraterização de compostos flavonoides de *Stachytarpheta Jamaicensis* (L.) Vahl e seu papel como agente anti-gastro ulcerativo em ratos. Biomarcadores, 26 (7): 606-616.

149.Aboul Naser AF, Aziz WM, Ahmed YR, Khalil WKB, Hamed MA. 2022. Doença semelhante ao parkinsonismo induzida por rotenona em ratos: Papel do tratamento da curcumina, agonista da dopamina e antagonista do recetor A2A da adenosina. *Current Aging Science,* 15(1):65-76

150.Abou Zeid AH, Farag MA, Hamed MA, Kandil ZA, El-Akad RH, El-Rafie HM. 2017. Composição química flavonoide e potencial antidiabético do extrato de folhas de *Brachychiton acerifolius*. *Ásia Pac. J. Trop. Biomed.*, 7(5): 389-396.

151.Aboul Naser AF, El-Feky AM, Hamed MA. 2024. Efeito atenuante do óleo de sementes de *Lepidium sativum* no stress oxidativo do ovário, anormalidade do ADN e perturbações hormonais induzidas pela acrilamida em ratos. *Chem Biodivers,* e202400062.

152. El-Hagrassi AM, Osman AF, El-Naggar ME, Mowaad NA, Khalil S, Hamed MA. 2022. Constituintes fitoquímicos e eficácia protetora do extrato de folhas de *Schefflera arboricola* L. contra a encefalopatia hepática induzida por tioacetamida em ratos. Biomarkers, 27, NO. 4: 375-394.

153. Nazaruk J, Borzym-Kluczyk M, 2015. O papel dos triterpenos no manejo do diabetes mellitus e suas complicações. Phytochemistry reviews, 14 (4):675-690.

154. Al-Jaber H, Abrouni KK, Al-Qudah MA, Abu Zarga MH. 2012. Novos terpenos de *Salvia palaestina* Benth e *Salvia syriaca* L. crescendo selvagem na Jordânia. Jornal de investigação de produtos naturais asiáticos, 14 (7):618-625.

155. Ghorbani A. 2013. As melhores ervas para controlar a diabetes: Uma revisão de estudos clínicos. Revista Brasileira de Ciências Farmacêuticas, 49(3):413-422.

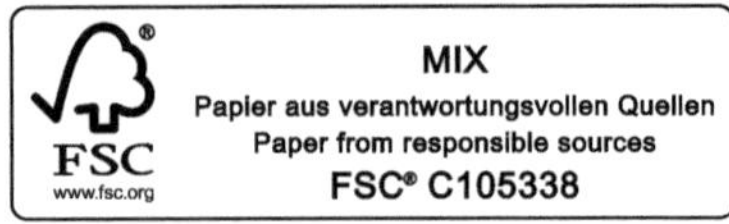

Printed by Books on Demand GmbH, Norderstedt / Germany